ÉTUDE COMPARÉE

SUR LA PROPAGATION DES

SOUFFLES ORGANIQUES DU CŒUR

DANS L'AGE ADULTE ET L'ENFANCE

PAR LE

Dr S. PERRET

PROFESSEUR AGRÉGÉ A LA FACULTÉ, MÉDECIN DES HÔPITAUX

LYON

IMPRIMERIE LÉON DELAROCHE ET Cie

10, PLACE D LA CHARITÉ, 10

1891

ÉTUDE COMPARÉE

SUR LA PROPAGATION DES

SOUFFLES ORGANIQUES DU CŒUR

DANS L'AGE ADULTE ET L'ENFANCE

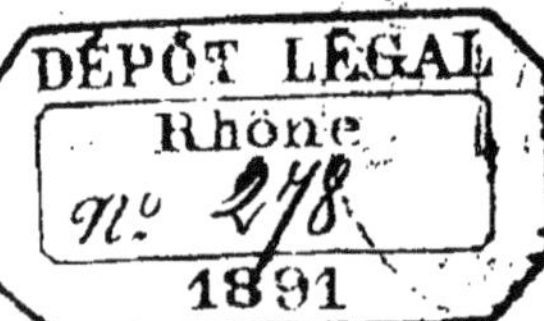

PAR LE

Dʳ S. PERRET

PROFESSEUR AGRÉGÉ A LA FACULTÉ, MÉDECIN DES HÔPITAUX

LYON

IMPRIMERIE LÉON DELAROCHE ET Cⁱᵉ

10, PLACE DE LA CHARITÉ, 10

1891

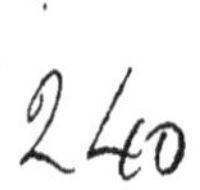

ÉTUDE COMPARÉE

SUR LA PROPAGATION DES

SOUFFLES ORGANIQUES DU CŒUR

DANS L'AGE ADULTE & L'ENFANCE

Avant d'aborder l'étude de la propagation des souffles organiques du cœur chez les enfants, il me paraît intéressant de rechercher ce que les auteurs ont noté à cet égard chez les adultes. De cette étude comparée, ressortiront mieux les analogies et les différences qui se montrent aux divers âges de la vie.

D'une façon générale, on peut dire que ce sujet n'a guère été traité d'une manière spéciale, car à l'occasion de chaque localisation valvulaire, on se contente d'ordinaire d'indiquer le lieu maximum où se perçoit le souffle et le sens de sa propagation.

C'est surtout au point de vue de l'étendue et des limites de la propagation que cette lacune existe, et si quelques cliniciens en parlent incidemment, est-il encore difficile de savoir à qui revient sous ce rapport la prépondérance des souffles aortiques et des souffles mitraux.

Nous ne voulons point passer en revue ici tous les traités des affections du cœur, ce qui nous entraînerait trop loin, mais simplement mentionner en passant ceux qui renferment quelques détails sur la question qui nous occupe.

Friedreich (1), à l'occasion des souffles d'origine mitrale, dit que dans quelques cas le bruit est si intense, qu'il se perçoit nettement dans tous les points de la cage thoracique et même à travers les vertèbres jusqu'au sommet de la tête où il se fait entendre avec une notable intensité.

Quant au souffle du rétrécissement aortique d'ordinaire rude et râpeux, il se propage en général avec une intensité très marquée dans les vaisseaux du cou, parfois enfin il est si fort qu'il s'entend aux autres orifices cardiaques et dans toute l'étendue du thorax.

Bucquoy (2), dans ses leçons cliniques, attribue la prépondérance aux lésions de l'aorte. Ce qui caractérise le rétrécissement aortique dit-il, c'est un bruit assez rude à la base, qu'on peut suivre dans l'aorte et les vaisseaux du cou et parfois même dans une grande étendue du système artériel. Dans les lésions mitrales, il est possible de suivre le souffle jusqu'à l'aisselle, le contact de la paroi ventriculaire au moment de choc précordial et même durant une grande partie de la systole, augmentant l'aire de propagation.

M. le professeur R. Tripier (3) le seul auteur, nous le

---

(1) FRIEDREICH, *Traité des maladies du cœur*, traduction de Lorber et Doyon, Paris, 1873.

(2) BUCQUOY, *Leçons cliniques sur les maladies du cœur*, Paris, 1873.

(3) TRIPIER, *Société des sciences médicales*, Lyon, 1879.

croyons, qui se soit occupé d'une manière spéciale de la question de propagation des souffles endocarditiques et surtout des mitraux, donne des renseignements intéressants sur ce point dans une communication à la Société des sciences médicales, il y a quelques années.

Il paraît être de l'avis des auteurs qui considèrent les bruits aortiques comme doués de la propagation la plus étendue sur le tronc et les gros vaisseaux. Toutefois, il ne croit pas que cette propagation puisse se faire par l'intermédiaire des canaux vasculaires jusque dans les fémorales. Suivant lui, quand cette éventualité se presente, c'est que la propagation se fait sur tout le tronc et non pas seulement sur les vaisseaux. La meilleure preuve, ajoute-il, c'est que pour peu qu'on s'éloigne un peu de la paroi abdominale, quand bien même on ausculte toujours l'artère, on cesse d'entendre le souffle.

Ce n'est pas cependant que pour M. Tripier, les souffles d'origine mitrale ne puissent s'entendre à une grande distance, car dans une de ses observations, le souffle de la pointe se percevait sur tout le thorax, ainsi que sur le cou, le long de la colonne vertébrale. Il a même constaté la même chose, nombre de fois pour le rétrécissement mitral et a été, du reste, le premier à signaler ce mode de retentissement dans cette affection.

D'après Peter (1) le souffle mitral a des rayonnements qu'il est important de connaître dans les cas de diagnostic difficile. C'est ainsi qu'on peut l'entendre dans la région axillaire, en dedans de l'angle inférieur de

---

(1) PETER. *Traité clinique et pratique des maladies du cœur*, Paris 1883.

l'omoplate, de même à la partie postérieure en dedans du bord interne de cet os. Par contre, le souffle aortique plus ou moins rude se propage dans la direction de l'aorte ascendante, et se perçoit même jusque dans le dos.

MM. Potain et Rendu (1) dans leur article du *Dictionnaire de Dechambre*, attribuent une prépondérance bien marquée au souffle mitral sur le souffle aortique, ainsi qu'il résulte du passage suivant. Le souffle mitral, disent-ils, tout en ayant un timbre plus doux que celui du rétrécissement, a une tonalité plus élevée, c'est .surtout un bruit en jet de vapeur. Tantôt il reste circonscrit au voisinage de la pointe, tantôt il se propage dans toute la poitrine, vers la région sternale et la région axillaire, souvent même en arrière où il domine le murmure vésiculaire. Ils glissent rapidement sur les souffles aortiques dont ils parlent à peine de la propagation au loin.

Faisons remarquer toutefois que l'expression souvent dont ils se servent au sujet du retentissement dans le dos nous paraît exagérée pour les adultes. C'est une particularité qui ne nous a pas frappé chez nos malades, et du reste l'affirmation de M. Tripier, dont tout le monde connaît la minutieuse observation, est en contradiction avec celui des auteurs précédents. On sait, pour me servir de ses expressions, que certains souffles mitraux sont perçus non seulement sur toute la région précordiale et sur la partie latérale gauche du thorax, mais encore en arrière du même côté ; le mot certains nous paraît assez significatif.

---

(1) Potain et Rendu. Article Cœur, *Dict. encyc. des Sc. méd.*

Constantin Paul (1) ne paraît pas établir de différence tranchée entre les souffles mitraux et aortiques au point de vue de l'étendue de leur retentissement. Pour lui, le souffle mitral devrait, d'après la règle, s'entendre à la colonne vertébrale vers la cinquième apophyse épineuse, mais ce fait ne se présente pas à moins d'une hypertrophie considérable. Il faut en conclure, dit-il, que les conditions de transmission du son par les organes du médiastin-postérieur, sont défectueuses ; il se transmet au contraire à la pointe par ce qu'il trouve dans les parois du cœur hypertrophié un meilleur conducteur... Quant au souffle aortique, il remonte dans le premier espace et peut se prolonger en dessinant souvent toute la crosse de l'aorte. Mais dans ce dernier cas, il semble qu'une nouvelle condition intervienne, l'athéromasie de l'aorte.

D'après Duroziez (2), le souffle à la pointe de l'insuffisance mitrale s'entend en arrière sur une surface plus ou moins large en passant par l'aisselle, il est latéral et postérieur. Il a donc bien le pas sur le souffle aortique qui suit le trajet de l'aorte ascendante et se perçoit dans les carotides.

On voit par ce qui précède combien les opinions des auteurs sont divergentes au sujet du degré de propagation des diverses variétés du souffle, les uns donnant la prépondérance aux bruits d'origine mitrale, les autres aux aortiques. Cette divergence prouve tout au moins que la

---

(1) Constantin Paul. — *Diagnostic et traitement des maladies du cœur.* (Paris, 1887).
(2) Duroziez. — *Traité clinique des maladies du cœur.* (Paris 1891.)

propagation à longue distance peut s'observer aussi bien dans les lésions de la mitrale que dans celles de l'aorte. Il ressort, en outre, de ce court exposé, qui avait surtout pour but de servir d'introduction à l'étude des souffles cardiaques de l'enfance, que la propagation au loin de ces mêmes souffles chez l'adulte est une éventualité plutôt rare ; elle est fréquente au contraire chez l'enfant ainsi qu'on va le voir.

La question se restreint beaucoup plus dans l'enfance ; on sait, en effet, qu'à cet âge, les affections mitrales sont la règle, celles de l'aorte l'exception. Le rétrécissement aortique en particulier est une maladie fort rare, plus rare encore à l'état isolé, à tel point que Cadet de Gassicourt l'a toujours vu associé à l'insuffisance mitrale. Nos observations viennent confirmer cette assertion, car parmi les différentes cardiopathies qui ont passé sous nos yeux à la Charité, nous ne trouvons qu'un seul cas de rétrécissement aortique, encore était-il combiné avec une insuffisance aortique et une insuffisance mitale.

Ce que nous avons dit déjà pour l'adulte, est encore plus vrai à l'égard des enfants ; il n'existe aucune étude spéciale sur la propagation des souffles cardiaques dans l'enfance. Tout au plus, dans quelques observations, est-il question de rétentissement au loin, au voisinage de la colonne vertébrale par exemple, sans qu'on ait paru attacher quelque importance à cette particularité si fréquente chez l'enfant comme nous le démontrerons bientôt.

Rilliet et Barthez (1) dont l'ouvrage est un des pre-

---

(1) Rilliet et Barthez. *Traité clinique et pratique des maladies des enfants*. Paris 1853.

miers à consulter toutes les fois qu'il s'agit de pathologie infantile, ne disent rien de la propagation au loin des
souffles organiques d'origine cardiaque. L'expérience
leur a appris, ce qui a été confirmé par l'observation
ultérieure, que les signes locaux de l'endocardite chro-
nique sont d'ordinaire tranchés et même très intenses,
au point qu'ils semblent indiquer, dans nombre de cas,
une lésion valvulaire grave, et cependant nombre de fois
il n'existe aucun rapport entre l'importance de ces signes
locaux et celle des troubles fonctionnels. Nombre de
fois, en effet, ils ont trouvé à l'auscultation un souffle
cardiaque très intense et très énergique, alors que ces
petits malades ne présentaient aucun trouble appréciable dans leur état général, et se trouvaient capables de
courir, de sauter, de se livrer aux jeux de leur âge sans
éprouver le moindre malaise. Mais là se borne leur
observation, et ils se contentent d'ajouter, à l'occasion
des diverses cardiopathies, notamment au chapitre de
l'insuffisance mitrale, qu'elle se traduit par un souffle à la
pointe propagé du côté de l'aisselle, et sans retentissement dans les canaux vasculaires.

Roger (1), dans ses remarquables études cliniques sur
les maladies de l'enfance, ne s'attache pas non plus à
l'étude de la propagation des souffles cardiaques. Cette
lacune nous a étonné, connaissant la richesse de détails
et d'observations minutieuses contenus dans son ouvrage. D'après lui, chez l'enfant, les souffles doux sont
plus habituels que les rudes, et on a rarement l'occasion

---

(1) Roger. *Recherches cliniques sur les maladies de l'enfance.*
Paris, 1872.

d'entendre des bruits de râpe, de scie, indiquant des lésions plus graves et plus avancées. Ce n'est pas à dire, ajoute-il, que l'enfance soit favorisée sous le rapport de la gravité moindre des cardiopathies, et si cela se voit moins souvent, c'est qu'il faut du temps pour la dégénérescence cartilagineuse ou ossiforme de l'endocarde, et que d'un autre côté les jours des petits malades sont comptés.

Cette assertion, soit dit en passant, nous paraît entachée d'exagération, car la clinique nous apprend tous les jours que nombre d'enfants supportent pendant de longues années des cardiopathies se traduisant par des souffles intenses énergiques. Un certain nombre franchissent l'adolescence, arrivent à l'âge adulte et au delà, sans que l'affection ait fait parler d'elle. Cadet de Gassicourt va même jusqu'à dire qu'il n'a jamais vu une affection du cœur tuer le malade pendant l'enfance, à moins d'adhérences péricarditiques concomitantes, dont les conséquences sont aggravantes pour le myocarde.

West (1) laisse de son côté dans l'ombre la question de propagation des souffles. Incidemment, il rappelle l'histoire d'une fillette de douze ans, dont l'endocardite remontait à deux ans, et se caractérisait par la présence d'un souffle intense, râpeux, s'entendant dans toute la poitrine, en avant comme en arrière. L'auteur n'insiste pas davantage sur ce point, ne fait aucune remarque à ce sujet, et note simplement le détail dans l'observation qu'il a eue sous les yeux.

____

(1) WEST. *Leçons sur les Maladies de l'enfance*, traduites par Archambaut, Paris, 1881.

Même silence dans le *Compendium*, de Steiner (1) sur les maladies des enfants. D'après lui, la plupart des bruits endocarditiques sont doux et sourds plutôt que forts et râpeux. Cependant ils présentent parfois, dans les dernières années de l'enfance, un caractère tout opposé, et plusieurs fois il a vu chez des enfants âgés de dix à douze ans des souffles aussi rudes et aussi râpeux, ou aussi éclatants et aussi musicaux que ceux qu'on perçoit beaucoup plus souvent chez l'adulte. Là se bornent ses explications.

Cadet de Gassicourt (2) effleure la question sans toutefois l'aborder franchement. Il étudie longuement les cardiopathies de l'enfance et, dans un parallèle fort intéressant, établit les différences qui les séparent chez l'adulte au point de vue des signes, de la marche, et surtout de la terminaison. On se serait attendu à trouver là quelques considérations générales sur les caractères différentiels des souffles, envisagés sous le rapport des retentissements à longue distance ; il n'en est question nulle part.

Au cours de son étude sur les cardiopathies, il cite une série d'observations où tous les degrés d'intensité des lésions valvulaires se rencontrent, depuis le souffle léger assez bien localisé au niveau de la pointe jusqu'au souffle rude, intense, retentissant à une distance assez considérable. Et en effet, parmi ces dernières, il en est quelques-unes, cinq environ, où se retrouvent les caractères de propagation sur lesquels nous allons

---

(1) STEINER. *Compendium des Maladies de l'enfance,* traduit par Keroval. Paris, 1881.
(2) *Traité clinique des Maladies de l'enfance.* Paris 1887.

insister bientôt, nous voulons parler des souffles avec retentissement dans une étendue plus ou moins grande de la colonne vertébrale. Mais comme nous le disions déjà plus haut à propos de West, l'auteur se contente de rappeler l'observation, sans l'interpréter, et ne s'occupe ni de l'étendue dans laquelle cette propagation a lieu le long de la colonne, ni de quelle façon a lieu le retentissement.

Baginski (1), en Allemagne, passe rapidement sur les affections cardiaques de l'enfance, et ne leur consacre aucun chapitre spécial. Suivant lui, elles ne se différencient nullement de celles des adultes, et il renvoie simplement à l'étude de ces dernières.

Dans le *Manuel des maladies de l'enfance* de Picot et d'Espine (2), à l'article *auscultation du cœur*, nous avons pu trouver une note brève sur la question du retentissement des souffles organiques. Que ces souffles, disent-ils, soient doux ou rudes, ils se propagent chez l'enfant dans toute la poitrine ; on peut les entendre en général à gauche et en arrière aussi bien qu'en avant, et c'est un signe qui peut servir à les distinguer des bruits de frottement qui se propagent peu.

Nous ne saurions oublier de dire, avant de terminer cet aperçu historique, que deux auteurs étrangers à la pathologie infantile, MM. Potain et Rendu, ont fait allusion, dans leur article du *Dictionnaire de Dechambre* (3), à cette question de l'extension des souffles chez

---

(1) BAGINSKI. *Lehrbuch der Kinderkrankeiten.* Leipzig, 1889.
(2) PICOT et D'ESPINE, *Manuel pratique des maladies de l'enfance* Paris, 1889.
(3) POTAIN et RENDU, *loc. cit.*

l'enfant. Ils établissent que, dans certaines circonstances, l'étendue dans laquelle on perçoit ces bruits est vraiment considérable. Ainsi, elle peut comprendre tout le côté gauche de la poitrine en arrière et en avant et même le côté droit presque en entier. C'est ce qu'ils ont constaté plus d'une fois chez des enfants dont le cœur présentait une communication interventriculaire combinée à un rétrécissement congénital de l'aorte ou de l'artère pulmonaire. Nous verrons bientôt d'après nos observations que cette étendue déjà considérable pour Potain et Rendu, peut être franchie bien au-delà et se poursuivre dans des limites vraiment prodigieuses.

Il est facile de voir par cette courte digression historique, que la question de propagation des souffles chez l'enfant, a été jusqu'à présent assez négligée. Tout au plus, ainsi que nous l'avons montré, quelques rares auteurs en parlent-ils incidemment et sans s'attacher à poursuivre les souffles qu'ils ont sous l'oreille jusqu'à leur extrême limite.

C'est cette lacune que nous avons cherché à remplir, frappé de cette particularité que dans maintes circonstances les bruits de souffle présentent dans l'enfance un caractère de superficialité à la fois et d'intensité que je n'avais pas eu l'occasion d'observer dans mes services d'adultes. J'ai été surtout surpris, étonné même de ce fait, qu'appelé à examiner par hasard la poitrine d'enfants qui m'étaient présentés avec des malaises mal déterminés, je percevais à la partie postérieure, au niveau de la colonne vertébrale, un souffle assez intense pour couvrir la respiration, et à tel point que je croyais avoir le cœur directement sous l'oreille.

Aussi, ai-je eu l'idée ou plutôt la curiosité de poursuivre plus loin l'étendue du retentissement et de préciser plus ou moins exactement son extrême limite. On verra par la suite que cette propagation se fait dans certains cas à une distance vraiment prodigieuse, que le souffle peut même être poursuivi, bien en dehors du tronc, aussi bien sur le membre supérieur que sur l'inférieur.

Il me paraît logique, afin de mettre plus d'ordre dans l'exposé, de classer nos observations dans plusieurs catégories, en prenant pour base le degré d'extension des bruits anormaux.

Dans une première classe, nous rangerons les cas qui rentrent dans le type le plus habituel de l'adulte, caractérisés par un souffle systolique de la pointe s'étendant plus ou moins du côté de l'aisselle. De cela il n'en existe que sept exemples parmi les observations qui ont passé sous nos yeux, et notre petite statistique semble démontrer tout au moins qu'ils sont la minorité.

En voici deux spécimens :

Observation I, résumée. — Jeanne Ch., 13 ans, entrée le 11 janvier 1890 à la salle Saint-Ferdinand, sortie le 19 février 1891.

A diverses reprises, douleurs dans la continuité des membres inférieurs sans localisation articulaire. Depuis le 25 décembre dernier, rhumatisme articulaire avec gonflement, fièvre, et depuis huit jours douleur précordiale avec dyspnée.

A son entrée les douleurs persistent. T. = 40.

L'examen du cœur montre que la pointe bat dans le cinquième espace intercostal sur une surface un peu étendue, souffle systolique assez doux se propageant un peu dans l'aisselle sans retentissement dans le dos et dans le reste du thorax. Double frottement vers la base.

25 janvier. — Depuis quelques jours, atténuation des frottements faisant place à un bruit de galop mesosystolique. Le souffle systolique de la pointe s'entend bien et se propage nettement dans l'aisselle.

15 mars. — Le rythme de galop a disparu, même caractère du souffle systolique.

29 avril. — Pas de modifications des bruits stéthoscopiques.

La malade reste ainsi dans le service pendant cinq mois où elle est examinée de temps à autre. On s'aperçoit que l'insuffisance mitrale tend à s'atténuer et, en effet, le 10 juin il est noté que le bruit de souffle est moins perceptible. Elle contracte la diphtérie et passe dans le service spéciale et rentre de nouveau le 15 janvier 1891. A ce moment, l'examen du cœur ne révèle plus de bruit anormal ni frottement ni souffle. Elle part guérie d'une endopéricardite remontant à un an environ.

OBSERVATION II, résumée. — Annette Ch., 11 ans et demi, entrée le 25 octobre 1890, dans la salle Saint-Ferdinand, sortie le 28 octobre 1890. Pas de rhumatisme antérieur, coqueluche à l'âge de deux ans.

Depuis quelques jours, douleurs dans le flanc droit. Pas de palpitations, pas de dyspnée. La pointe du cœur bat dans le quatrième espace intercostal en dedans du mamelon ; léger frémissement à ce niveau.

Souffle systolique intense en jet de vapeur sans rudesse maximum à la pointe et se propageant dans l'aisselle, jusqu'au niveau de la ligne axillaire postérieure. En avant, il s'installe dans toute la région précordiale. Pas de retentissement dans le dos, le pouls est à 100.

28 octobre. — Angine violente, depuis hier ; température 40° ; rougeur diffuse du tronc avec aspect granité, il s'agit d'une scarlatine pour laquelle elle entre dans le service des maladies contagieuses ; elle n'a pas été revue depuis.

Nous n'insisterons pas beaucoup sur ces deux faits où le souffle n'a pas dépassé les limites que nous rencontrons communément chez l'adulte. Dans le premier cas, il s'agit d'une endocardite rhumatismale récente, accusée par un souffle doux assez circonscrit dont nous avons suivi attentivement l'évolution et qui s'est terminée après dix mois par une guérison parfaite. C'est, soit dit en passant, un de ces exemples malheureusement trop peu nombreux qui montrent la curabilité possible des cardiopathies de l'enfance. Eventualité consolante et encourageante, quand on songe d'un autre côté, comme l'a dit si bien M. Bouillaud, que le cœur chez l'enfant se conduit comme une articulation à l'égard du rhumatisme. Notons en outre, qu'il n'existait ici ni hypertrophie cardiaque marquée, ni frémissement appréciable.

Dans le second cas, l'origine et l'époque d'apparition de l'endocardite ont échappé à notre investigation, mais s'il n'y avait pas d'hypertrophie bien nette, la présence du frémissement et l'intensité du souffle indiquaient très probablement une lésion déjà d'une certaine durée.

Dans une deuxième classe, rentrent les cas où l'extension du souffle dépassant les limites habituelles de la région précordiale et de l'aisselle, se perçoit dans toute la région thoracique antérieure et retentit encore dans la partie postérieure du thorax, surtout au niveau de la colonne vertébrale. Et à cet égard, ce retentissement a lieu, tantôt simplement sur la colonne, dans la ligne du niveau du cœur, tantôt et bien plus souvent, il se fait dans toute l'étendue de la tige osseuse, depuis la nuque jusqu'au sacrum..

Suivent quatre observations de ce deuxième type :

OBSERVATION I, résumée. — Joséphine A..., 11 ans, entrée le 25 novembre 1889 dans la salle Saint-Ferdinand, sortie le 30 février 1890. Antécédents héréditaires rhumatismaux. Début de l'affection quinze jours avant son entrée par de la chorée qui existe encore à ce moment.

Cœur un peu gros battant dans le sixième espace intercostal, sans frémissement appréciable. Souffle systolique à la pointe se propageant légèrement du côté de la base ainsi que dans l'aisselle.

2 décembre. — Le souffle de la pointe paraît plus intense qu'au début.

25 janvier. — Le cœur examiné à cette époque montre toujours un peu d'augmentation de son volume. Le souffle est fort intense et se propage très bien dans l'aisselle et à la région postéro-latérale du thorax ; nouveau foyer de propagation encore bien plus marqué au niveau de la colonne où le souffle peut être suivi depuis la nuque jusqu'au voisinage de l'union du sacrum avec le coccyx.

OBSERVATION II, résumée. — Angèle G..., 12 ans, entrée le 17 novembre 1890 dans la salle Saint-Ferdinand, sortie le 19 février 1891.

Trois semaines avant son entrée, rhumatisme articulaire.

Huit jours après, douleur dans la région précordiale ; il y a trois jours, apparition d'une chorée.

A son entrée, chorée très manifeste ; du côté du cœur, on limite mal la pointe. Souffle doux à ce niveau se propageant peu vers l'aisselle.

1er décembre. — Le souffle de la pointe est bien plus intense.

2

8 décembre. — Le souffle est assez intense pour se percevoir à la colonne vertébrale.

20 décembre. — Le souffle s'entend dans toute l'étendue de la poitrine. En arrière, on le suit le long de la colonne vertébrale depuis la proéminence jusqu'à la région sacrée.

30 décembre. — Caractère piaulant du souffle systolique.

17 février. — Nouvel examen au moment de la sortie de l'enfant. La pointe du cœur bat dans le cinquième espace; pas de frémissement. Le souffle de la pointe s'arrête à la partie antérieure, sur le bord gauche du sternum, en haut au voisinage de la clavicule à gauche vers la ligne axillaire postérieure. On le retrouve en auscultant la colonne vertébrale, maximum dans la ligne de niveau du cœur, mais se perdant vite au-dessus et au-dessous.

Observation III, résumée. — Claudine V..., âgée de 7 ans, entrée le 25 janvier 1891, sortie le 30 mars 1891. Pas de rhumatisme. Variole il y a un an, dont elle a encore les traces.

Depuis le 3 mars, malaises mal déterminés, troubles digestifs, céphalée, anémie, pas de palpitations ou de dyspnée.

En auscultant la poitrine en arrière, on est tout étonné de trouver un souffle intense persistant avec les mêmes caractères pendant la suspension de la respiration, ce qui fait songer tout de suite à une affection du cœur.

A l'examen de ce dernier, pointe dans le quatrième espace, battements assez énergiques; pas de frémissement. Souffle intense sans rudesse aigre, à tonalité élevée, dont le maximum se trouve à la pointe. Il s'entend dans toute la région thoracique antérieure, mais surtout à gauche, car vers le mamelon droit, il est très faible et se perd dans l'aisselle. En arrière, on l'entend à gauche jusqu'au bord interne de l'omoplate, où il se perd, puis il reparaît bientôt au fur et à mesure qu'on se rapproche de la colonne, où il existe un nouveau foyer maximum. La même chose s'observe en arrière et à droite, en sorte que la colonne paraît être un véritable centre avec irradiations latérales.

Le long de la colonne, on peut le suivre très nettement, depuis le sacrum jusque vers la nuque, mais il est impossible de le retrouver sur l'occiput, même en écartant avec soin les cheveux. Pouls 96.

Observation IV, résumée. — Suzanne C..., 10 ans, entrée le 25 février 1891 dans la salle Saint-Ferdinand, sortie le 19 mars 1891. Pas de rhumatisme antérieur, rougeole il y a un an ; six jours avant son entrée, fièvre, points de côté, toux.

A son entrée, pneumonie des deux tiers inférieurs du poumon gauche. Pointe du cœur dans le quatrième espace, en dedans du mamelon, impulsion marquée, sans frémissement, souffle systolique intense, aigu, à tonalité élevée s'entendant dans tout le côté gauche de la poitrine, de la pointe à la base, et se propageant du côté de l'aisselle jusqu'à la ligne axillaire postérieure où il se perd. Nouveau foyer de renforcement sur la colonne vertébrale, avec irradiation latérale des deux côtés et s'étendant dans le sens de la hauteur de la première vertèbre dorsale à la deuxième lombaire.

3 mars — La résolution de la pneumonie est complète depuis deux ou trois jours ; on ne retrouve rien au poumon. A cette époque, l'examen du cœur montre que l'intensité du souffle a beaucoup diminué et qu'il se propage bien moins qu'avant. Ainsi, en avant, il se perçoit sur une étendue moins grande et ne dépasse pas à gauche la ligne axillaire. Au niveau de la colonne il est moins retentissant et ne dépasse pas en bas la dixième dorsale.

Dans les deux premières observations il s'agit d'endocardites très certainement récentes, car l'attaque de rhumatisme qui a amené les petits malades à l'hôpital ne remontait guère au delà d'une quinzaine de jours avant leur entrée. Or, cette endocardite s'est accentuée progressivement sous nos yeux, puisqu'un mois et un mois et demi après le début de l'affection le souffle retentissait au niveau de la colonne vertébrale et même chez Angèle G... (obs. II), depuis la proéminente jusqu'à la région sacrée.

Le troisième fait a trait à une endocardite d'origine varioleuse et, en effet, dans les antécédents de cette fillette, on ne retrouve aucune des causes habituelles des cardiopathies de l'enfance, telles que le rhumatisme et la scarlatine. Cette manière de voir est d'ailleurs conforme à la réalité des faits, car l'endocardite varioleuse est acceptée actuellement par tout le monde. On sait déjà que Brouardel, (1) dans son mémoire sur les lésions du cœur et de l'aorte dans la variole, attirait l'attention sur la fréquence des cardiopathies et de la dégénérescence prématurée des artères chez des malades affectés antérieurement de variole grave.

L'affection de cette petite malade remonte à une époque plus éloignée que dans les cas précédents, car c'est un an avant son entrée qu'elle fut atteinte de variole. Néanmoins elle supporte très bien sa lésion, ne se plaint ni de dyspnée ni de palpitations et se livre facilement aux jeux de son âge. Le cœur n'a pas sensiblement augmenté de volume, il n'y a pas de frémissement appréciable, et malgré cela on trouve un souffle énergique,

---

(1) Brouardel. Sur les lésions du cœur et de l'aorte dans la variole. (*Arch. med.*, 1874.)

ayant des irradiations plus étendues sur les parties latérales en avant et en arrière, que dans les deux faits
précédents. Cette intensité plus grande, relative, s'explique sans doute par le degré d'ancienneté de la
lésion.

Dans l'observation IV, il est question d'une endocardite très probablement pneumococcienne. Il n'existe,
en effet, dans les antécédents de la malade, ni rhumatisme, ni scarlatine, mais simplement une rougeole un an
auparavant.

A son entrée, en même temps qu'on constate la pneumonie, on est frappé de la présence d'un souffle intense
avec retentissement en arrière, le long de la colonne
vertébrale, depuis la première vertèbre dorsale jusqu'à
la deuxième lombaire, avec irradiations sur les parties
latérales de l'épine. L'impulsion du cœur est énergique,
la région précordiale est nettement soulevée, malgré
cela, la pointe bat dans le quatrième espace et il n'y a
point de frémissement. En présence de l'intensité de ce
souffle, de son extension à une longue distance, notre
première idée est qu'il s'agit d'une endocardite ancienne,
avec pneumonie intercurrente de cause banale.

Nous dûmes revenir sur cette première interpréta-
tion, car une fois la pneumonie terminée, le souffle avait
diminué notablement d'intensité. C'est ainsi qu'il ne dé-
passait pas à gauche la ligne axillaire antérieure, et
qu'en arrière, son retentissement, le long de la colonne
était beaucoup moins marqué et moins étendu.

On pourrait soutenir à la rigueur que le souffle d'une
endocardite remontant à une époque plus ou moins éloignée, ait pu être renforcé par le voisinage d'une pneu-

monie intercurrente, réalisant ainsi des conditions de transmission plus facile. Toutefois, en tenant compte de ce fait, que l'enfant n'avait eu aucune des affections pathogènes de l'endocardite et qu'il est accepté maintenant que le pneumocoque peut frapper aussi bien le péricarde et l'endocarde que le poumon lui même, il est plus logique de se rattacher à cette dernière opinion.

Dans la troisième et dernière classe, nous faisons rentrer les cas où la propagation du souffle a lieu dans une étendue vraiment prodigieuse. Non seulement il peut être perçu dans toute l'étendue du thorax en avant comme en arrière, à gauche comme à droite, mais abandonnant en quelque sorte le tronc, l'oreille le poursuit en haut sur le membre supérieur, en bas sur les os du bassin, le fémur et même la rotule, comme nous l'avons observé une fois en particulier. L'extrémité céphalique elle-même constitue parfois une caisse de résonnance, et chez deux malades en effet, nous avons pu suivre le souffle sur l'occiput et le sommet de la tête. Nous sommes du reste convaincu que cette dernière éventualité se serait présentée plus souvent si notre observation n'avait point visé exclusivement des petites filles dont la chevelure plus ou moins épaisse est une condition défavorable à la propagation des bruits.

Suivent neuf observations de ce 3° type.

OBSERVATION I, résumée. — Marie M..., dix ans et demi, entrée le 13 janvier 1890, dans la salle Saint-Ferdinand, sortie le 2 août 1890.

Pas de rhumatisme ; scarlatine à l'âge de trois ans. Depuis deux ans environ, palpitations.

A l'examen du cœur : voussure ; battements précordiaux ; impulsion violente à la main sans frémissement toutefois.

Pointe bat dans le sixième espace intercostal un peu en dehors du mamelon. Souffle systolique intense à tonalité élevée se propageant dans toutes les directions, en avant et en arrière, ainsi que le long de la colonne. En avant, l'auscultation de l'épaule et de la partie supérieure du bras permet encore de l'y retrouver quoique atténué.

Observation II, résumée. — Pauline B..., âgée de quatre ans et demi, entrée le 8 mars 1890, dans la salle Saint-Ferdinand, décédée le 25 mars 1890.

En octobre 1889, rougeole. Un mois après, rhumatisme articulaire aigu. Enflure des jambes à partir de janvier 1890, et palpitations ; depuis quelques jours, aggravation.

A l'entrée, dyspnée, œdème des membres, voussure précordiale ; pointe dans le cinquième espace en dedans du mamelon se percevant sur une large surface, pas de frémissement. Souffle systolique intense à la pointe, se propageant à peu de distance du bord sternal droit, mais fortement dans l'aisselle gauche et s'entend tout le long de la colonne vertébrale en arrière.

17 mars. — Examiné plus en détails, le souffle présente les particularités suivantes : On l'entend en bas jusqu'au sacrum, en haut jusqu'à la nuque sans la dépasser. Il se perçoit dans les deux épaules et le long du bras gauche. On l'entend encore sur les os du bassin, le grand trochanter et jusque sur le tiers supérieur du fémur.

25 mars. — Mort en asystolie progressive. A l'autopsie, adhérence complète du péricarde ; cœur volumineux, 260 gr. Végétations gris jaunâtre sur la mitrale sans excroissance polypiforme sans languette flottante.

Observation III, résumée. — Claudine G..., 12 ans, entrée le 20 mai 1890 dans la salle Saint-Ferdinand, décédée le 3 décembre 1890.

Scarlatine trois semaines avant son entrée. A son entrée‘ souffle systolique à la pointe.

21 mai. — Pleurésie gauche. Souffle de la pointe plus intense, se propageant dans l'aisselle et se terminant au niveau de la colonne ; pointe dans le cinquième espace, au-dessous du mamelon.

28 mai. — Signes de péricardite à la base ; double bruit de frottement.

8 juillet. — Pointe dans le sixième espace ; pas de frémissement ; léger frottement encore à la base.

14 août. — Le souffle systolique a augmenté beaucoup d'intensité. Il se perçoit dans tout le thorax, en avant comme en arrière, sur la colonne vertébrale. Depuis la racine des cheveux jusqu'au coccyx. On peut, en outre, le suivre sur l'épaule et le bras droit, sur les os du bassin, sur le membre inférieur, le long du fémur ; enfin on l'entend assez nettement sur la rotule.

Mort en asystolie progressive. Adhérence complète du péricarde d'une épaisseur de 0,004 à 0,005. Sur la mitrale, petites végétations ne dépassant pas le volume d'un grain de mil ; rigidité anormale des cordages tendineux ; cœur gros ; parois du ventricule gauche d'une épaisseur d'un centimètre et demi ; celles du droit sont aussi augmentées ; cavités manifestement dilatées.

OBSERVATION IV, résumée. — Marie B..., neuf ans, Entrée le 6 août 1889 dans la salle Saint-Ferdinand. Deuxième entrée le 28 août 1890 ; sortie le 4 octobre 1890.

Rougeole antérieure ; pas de rhumatisme ; chorée ayant débuté trois semaines avant son entrée.

Au cœur, pointe battant dans le quatrième espace avec énergie ; pas de frémissement. A ce niveau, souffle systolique intense, aigre, se propageant dans l'aisselle.

Examiné plus en détails au point de vue de l'extension, les derniers jours de son séjour, le souffle retentit nettement dans le dos au voisinage de la colonne, où il peut être poursuivi en bas jusqu'au sacrum, en haut jusqu'à la nuque. On le perçoit encore nettement sur l'occiput et même au sommet de la tête.

Du côté des membres, on l'entend sur la tête de l'humérus gauche, dont il ne dépasse pas les limites.

OBSERVATION V. — Julie S..., quinze ans. Entrée le 17 février 1890 dans la salle Saint-Ferdinand, sortie le 1er mars 1890.

Coqueluche à cinq ans, rougeole à sept ans. Il y a quatre ans, quelques douleurs dans les genoux. Palpitations et dyspnée, surtout depuis deux ans.

Battements violents de la région précordiale ; pointe dans le cinquième espace en dehors du mamelon. Souffle systolique en jet de vapeur, aigre, très intense, se propageant nettement vers l'aisselle. On l'entend très bien en arrière, depuis la nuque jusqu'au sacrum. En avant, il se perçoit dans toute la région thoracique à gauche ; on peut le suivre sur l'épaule du même côté, le long de l'humérus, et même sur la partie supérieure des os de l'avant-bras. On le retrouve aussi sur les os du bassin, ainsi que sur le tiers supérieur du fémur.

OBSERVATION VI, résumée. — Claudine L..., 10 ans, entrée le 17 novembre 1889 dans la salle St-Ferdinand, sortie le 1er décembre 1889. Scarlatine il y a deux ans, depuis cette époque, palpitation. Pointe battant sur une large surface dans le sixième espace intercostal et sur la ligne axillaire. Battements violents, frémissement.

Souffle très intense, aigre, se propageant vers l'aisselle, on l'entend dans tout le thorax en avant comme en arrière et le long de la colonne jusqu'au sacrum, il se perçoit sur l'épaule gauche, le bras et même l'avant-bras, de même sur l'os iliaque, le grand trochanter et la racine de la cuisse. Pouls accéléré, petit, pas d'œdème.

10 février. — Pouls moins fréquent, le souffle a diminué d'intensité, état général plus satisfaisant.

OBSERVATION VII, résumée. — Marie B..., dix ans, entrée le 13 février 1889 dans la salle St-Ferdinand, sortie le 24 mars 1889 ; deuxième séjour en juillet 1889.

Scarlatine à cinq ans ; depuis, plusieurs attaques de rhumatisme. Premier séjour déjà en 1888, où l'on note de l'insuffisance mitrale.

Palpitations et dyspnée, depuis trois semaines surtout. A son entrée, dyspnée, toux, pouls 160 ; région précordiale soulevée par des battements énergiques, pointe dans le sixième espace ; frémissement. Souffle systolique à tonalité basse (avec roulement diastolique), se propageant vers l'aisselle, s'entendant dans toute la région thoracique, même à droite, au niveau de l'épaule, en arrière le long de la colonne vertébrale.

14 février. — Cœur volumineux ; pouls 140. On peut suivre le souffle en arrière du haut en bas de la colonne, sur le pubis, au niveau de l'ischion.

16 juillet. —Retour dans le service pour de la bronchite ; pointe du cœur, dans se sixième espace ; souffle systolique intense à tonalité élevée, prenant vers la fin un caractère musical, piaulant ; pouls 150 ; pas d'œdème.

19 juillet. — Le souffle se propage en arrière jusqu'au coccyx ; sur le membre supérieur, on l'entend sur le trajet de l'humérus gauche jusqu'au coude, à droite il ne se prolonge guère au-dessous de l'épaule.

OBSERVATION VIII, résumée. — Gustave L..., 4 ans, examiné en ville le 15 février 1891. Rhumatisme léger depuis le 15 janvier, pris par les parents pour des douleurs de croissance. En auscultant l'enfant, qui, disait la mère, toussait depuis quelques jours, je trouve un souffle intense en arrière, au voisinage de la colonne, couvrant le murmure vésiculaire.

1er mars. — En étudiant la propagation du souffle à cette époque, je constate qu'il s'entend dans toute la région thoracique antérieure gauche et qu'il se propage en ceinture

du côté de l'aisselle, de ce côté jusqu'à l'angle de l'omo
plate. Il diminue d'intensité à partir de là pour augmenter de nouveau vers la colonne. Il existe en outre une
irradiation très marquée du côté droit, à partir de la colonne ; sur le trajet de cette dernière on le suit de la nuque
au coccyx.

Sur les membres ses irradiations sont les suivantes, nettement perceptible au niveau de la tête humérale gauche
ou le sent jusqu'au tiers supérieur du bras. Inférieurement
il s'entend sur la crête iliaque, le grand trochanter et le
tiers supérieur du fémur.

La pointe du cœur bat dans le quatrième espace en-de-
dans du mamelon, impulsion énergique sans frémissement.
Pouls 130.

8 avril. — Le souffle paraît moins intense, mais il s'en
tend nettement encore sur les membres.

Observation IX, résumée — Claudine D.., six ans,
entrée le 27 février 1889, salle Saint-Ferdinand. Pas de
fièvre éruptive, pas de rhumatisme. Il y a un an, bronchite d'une durée d'un mois et demi ; depuis cette époque,
elle tousse. A l'entrée, voussure précordiale légère, pointe
dans le cinquième espace au-dessous du mamelon sur une
assez large surface, pas de frémissement. Souffle systolique à la pointe très intense, aigre parfois même piaulant,
qui s'entend en avant dans toute la région thoracique du
haut en bas, ne dépassant pas à droite la ligne axillaire antérieure. On le suit en ceinture à gauche jusque vers
l'angle de l'omoplate ; à partir de ce point, il diminue pour
reprendre une nouvelle intensité au voisinage de la colonne ;
en le suivant à droite de cette dernière, on s'aperçoit qu'il
s'atténue peu à peu pour disparaître vers la ligne axillaire
postérieure. Le long de la colonne on le poursuit depuis l'articulation sacro-lombaire jusqu'à la racine des cheveux. Il
s'entend même encore sur l'occiput et les bosses occipitales.
Le stéthoscope placé à distance de la région précordiale ne

le révèle plus. Légère eongestion des deux bases; disque albumineux assez net dans les urines.

Jamais d'œdème des membres, mais la petite malade raconte qu'elle était fortement essoufflée en jouant.

5 mars. — Amélioration par le repos et la digilate.

Sans vouloir revenir en détail sur les observations au nombre de 9 comprises dans cette troisième catégorie, nous croyons utile d'insister sur quelques caractères qui leur sont plus spéciaux. Il ressort tout d'abord ce fait, c'est que le plus souvent nous avons affaire à des endo-cardites anciennes, remontant parfois à plusieurs années et qui dans quelques circonstances avaient donné lieu à des troubles fonctionnels plus ou moins sérieux.

D'un autre côté, il existait d'ordinaire en même temps une augmentation de volume assez marquée du cœur, se traduisant par un abaissement et une déviation de la pointe du cœur, comme, par exemple, chez Claudine L... (Obs. VI), chez Marie B... (Obs. VII), chez Claudine D... (Obs. IX), etc. Deux fois même, nous avons assisté à l'évolution progressive et rapide des lésions cardiaques qui ont entraîné la mort cinq ou six mois après leur développement (Obs. II et III). En somme il s'agissait plutôt là de cardiopathies qui, dans leurs manifestations et leur marche rappelaient assez bien celles de l'adulte. Il est donc moins étonnant, que connaissant les conditions favorables de retentissement chez l'enfant dont nous parlerons plus loin, nous ayons observé les propagations extrêmes dont il vient d'être question. En résumé, lésion valvulaire déjà ancienne, hypertrophie cardiaque plus ou moins considérable, telles sont les deux conditions signalées dans cette dernière catégorie et qui ont paru jouer le rôle principal dans les tensions des souffles. Reconnaissons toutefois qu'il ne saurait être question ici d'une règle absolue, ainsi, notamment chez Gustave L... (Obs. VIII), l'endocardite ne paraissait pas remonter au delà d'un mois

Avant d'aborder l'explication de l'intensité du retentissement à distance des souffles infantiles, il me paraît important d'élucider la question du mécanisme de ce retentissement.

Et tout d'abord, comment se fait-il dans le dos au voisinage de la colonne vertébrale, est-ce par propagation en ceinture, est-ce au contraire par propagation à travers le médiastin? Lorsqu'on étudie attentivement ces souffles, et qu'on les suit pour ainsi dire pas à pas, ou mieux point par point avec le stéthoscope à partir de la pointe, on s'aperçoit qu'il est facile de les poursuivre d'une façon ininterrompue dans l'aisselle, sur la paroi latérale du thorax, et même à la partie postérieure jusque vers le bord spinal de l'omoplate. Mais à cette limite, ils sont moins perceptibles et diminuent rapidement de force pour reprendre une nouvelle intensité dès qu'on se rapproche de la colonne. En somme il paraît bien exister au niveau de cette tige osseuse un second maximum qui permet de conclure que le souffle se propage à la fois par la paroi latérale gauche du thorax et par les organes du médiastin. Ceci n'a pas lieu d'étonner, quand on songe que chez l'enfant, ainsi que nous le dirons plus loin, l'étroitesse du thorax, d'une part, et le faible volume du poumon d'autre part, font que le cœur est relativement bien moins éloigné de la colonne que chez l'adulte ; toutes conditions favorables au retentissement des souffles à ce niveau.

Et ce qui prouve bien cette manière de voir c'est encore le mode d'extension du souffle, dans le cas où il se perçoit comme, nous l'avons vu plus d'une fois sur le côté droit du thorax, en avant et en arrière. Dans ces conditions, si l'on part toujours de la pointe on peut suivre le bruit sur les bords gauche et droit du sternum, vers le mamelon droit, jusqu'au voisinage de l'aisselle où il ne tarde pas à se perdre, puis contournant avec le stéthoscope, la paroi latéro-postérieure droite de la poitrine, on s'aperçoit que le souffle commence à reparaître vers l'omoplate pour augmenter rapidement d'intensité au fur et à mesure qu'on se rapproche de la colonne. Ainsi donc il existe bien, un double foyer d'intensité et un double foyer d'irradiation, l'un au niveau de la pointe, l'autre au voisinage de la colonne.

Quant au retentissement dans les membres, le mécanisme est plus facile à saisir. Ainsi pour le membre supérieur, c'est par les pièces osseuses du thorax, les côtes supérieures, la clavicule, son extrémité externe, que la propagation se fait à la tète humérale et à l'humérus lui-même. Pour le membre inférieur c'est par l'intermédiaire de la colonne vertébrale, le souffle en effet peut être suivi sans interruption le long de cette dernière, puis sur l'os iliaque, sur le grand trochanter et la diaphyse du fémur. On ne saurait invoquer la propagation par les côtes et les parties molles de la région latéro-postérieure du tronc, ces dernières conduisant moins bien les sons que la charpente osseuse. Et d'ailleurs, dans les cas où nous avons étudié le mécanisme en question, nous avons toujours vu le souffle cesser ou diminuer considérablement entre le bord inférieur des côtes et la crête iliaque. Quant à la propagation à la boîte osseuse du crâne, c'est encore la colonne verté-brale qui nous paraît jouer tout le rôle. En effet le souf-fle est peu perceptible sur la partie latérale du cou, alors qu'au contraire il peut être suivi facilement, le long des vertèbres cervicales pour prendre une nou-velle intensité sur les bosses occipitales ; intensité qui s'explique sans doute par l'application plus facile et plus intime du stéthoscope à ce niveau.

Ces quelques considérations sur le mécanisme du re-tentissement des souffles à distance, une fois épuisées, nous devons chercher l'explication de leur propagation extrême dans certains cas.

Plusieurs causes peuvent être invoquées en pareille circonstance ; c'est tout d'abord la structure du thorax de l'enfant composé de pièces ostéo-cartilagineuses flexi-bles, élastiques, faciles à entrer en vibration et cons-tituant dès lors un corps solide favorable à la transmis-sion des sons. Il faut encore ajouter que ce thorax, flexible et élastique, est recouvert de plans musculaires peu épais, que la couche adipeuse est peu développée et que l'oreille est séparée du lieu de production du souffle par une épaisseur de tissu moins considérable que chez l'adulte, nouvelle condition favorable.

Ce n'est point d'ailleurs à l'occasion des souffles cardiaques seulement que nous observons ces particu-larités. Dans les affections pulmonaires notamment, cette intensité de transmission des bruits est monnaie courante, à tel point que dans nombre de circonstances elle a été pour nous le sujet d'hésitations et d'incertitudes sur la localisation des lésions. Ainsi, dans la pneumonie, dans la broncho-pneumonie surtout, plus d'une fois nous nous sommes demandé si nous avions affaire à un foyer unique ou à un double foyer, aussi avons-nous l'habitude d'ausculter loin de la colonne vertébrale, au niveau de la ligne axillaire du côté opposé, en raison de l'intensité avec laquelle souffle et râles sous-crépitants retentissent à distance.

Non seulement la flexibilité plus grande de la cage osseuse et la faible épaisseur des parties molles sont ici des conditions favorables à la transmission des bruits, mais il faut tenir compte encore de la petitesse et de l'étroitesse du thorax lui-même qui rapprochent les organes de l'observateur ; il en résulte que les bruits qui y prennent naissance semblent éclater sous l'oreille. Ceci se voit bien par exemple dans le cours de la tuberculose pulmonaire, où l'on peut trouver à l'auscultation les signes d'une caverne, alors qu'il ne s'agit que de l'infiltration plus ou moins étendue d'un lobe pulmonaire. Or, les mêmes considérations s'appliquent à l'endocardite.

Le cœur d'un autre côté chez l'enfant est en rapport plus direct, plus intime avec les côtes elles-mêmes. Il est rare en effet qu'on y rencontre certaines conditions pathologiques qui, comme l'emphysème, ont pour résultat d'éloigner cet organe de la paroi et d'assourdir les bruits. Il est rare même qu'à l'état normal il soit recouvert par une lame de tissu pulmonaire, qu'on rencontre au contraire communément chez l'adulte.

L'activité de l'organe central de la circulation n'est

pas non plus étrangère, croyons-nous, à ces retentissements à longue distance. Chez l'enfant, en effet, les cardiopathies ont un caractère particulièrement sthénique, comme le dit Cadet de Gassicourt. Toutes les fois que l'endocarde est touché, le cœur entre en état de superactivité, il bondit pour ainsi dire devant l'obstacle comme un cheval sous le fouet, il se contracte avec énergie, et ce mode de contraction joue certainement un rôle indirect dans l'intensité de la propagation.

En dehors des considérations précédentes, trouvons-nous du côté des souffles eux-mêmes certaines particularités qui permettent d'expliquer leur degré d'extension. Il est manifeste que dans l'âge adulte ce sont les bruits à la fois intenses, rudes et râpeux qui paraissent se propager le plus facilement au loin, témoins par exemple certains souffles de rétrécissement aortique. Or, si dans l'enfance nous avons toujours constaté dans ces conditions des bruits intenses et énergiques, nous n'avons jamais été frappés par leur degré de rudesse et par leur caractère râpeux.

Ce qu'il y a de certain aussi, c'est que chez l'adulte, ce sont plus particulièrement les souffles à timbre musical piaulant qui se font remarquer par leur degré d'extension, ainsi que le rappelle M. le professeur R. Tripier dans la communication à laquelle nous avons déjà fait allusion. Chez l'enfant, nous avons eu très rarement l'occasion d'observer ces bruits musicaux, et piaulants, et dans la seule circonstance où ils ont été notés, il s'agissait, il est vrai, d'un fait se rapportant à notre dernière catégorie.

Ce qui nous a frappé dans tous les cas dans ces

bruits organiques, en dehors de leur intensité, c'est leur acuité, l'élévation de leur tonalité, leur aigreur, s'il était permis de servir d'une pareille expression. Ce sont des souffles aigres en un mot, et ce caractère, nous le croyons, est aussi particulier à l'enfance, car nous le retrouvons, fréquemment dans les affections pulmonaires, notamment dans la broncho-pneumonie. Or ce timbre aigu, aigre, des bruits dont il est question est, nous en sommes convaincu, une condition favorable encore à leur transmission à longue distance ; on sait, du reste, d'après les lois de la physique, que plus les vibrations d'un corps sont nombreuses dans un temps donné, plus le son est élevé et aigu, et plus aussi il retentit au loin.

L'intensité des bruits du souffle observés chez nos petits malades, joue certainement aussi de son côté, un rôle dans l'étendue de leur propagation. Il s'agit évidemment là, d'un facteur important dont l'influence est incontestable, et qui s'explique par l'intégrité du myocarde dans l'enfance et l'activité puissante dont il est doué. Et ce qui contribue bien encore à augmenter cette intensité, c'est la rapidité de la circulation à cet âge. L'observation a appris de tout temps, en effet, que le cœur battait plus vite, chez l'enfant que chez l'adulte, dans le sexe féminin que dans le sexe masculin. D'un autre côté, en raison du caractère sthénique que prennent les cardiopathies de l'enfance, cette rapidité relative s'accuse bien davantage. Nous avons observé communément chez nos petits malades 100, 110, 130 pulsations à la minute, sans qu'il y eût pour cela d'irrégularité appréciable, et nous devons ajouter avec cela, que notre observation visait exclusivement des petites filles.

Cette rapidité de la circulation est une condition importante dans l'espèce, et en effet Bergeon (1), dans sa thèse inaugurale, étudiant les conditions d'intensité des sons produits par les vibrations d'une masse fluide en mouvement a prouvé par une série d'expériences ingénieuses d'hydraulique, que l'intensité était directement proportionnelle à la vitesse de la masse fluide. Or ces conclusions ainsi qu'il l'a démontré sont entièrement applicables aux souffles qui se produisent dans le cœur.

Telles sont les explications que nous avions à donner de l'intensité des souffles cardiaques dans l'enfance et du degré extrême d'extension qu'on peut parfois observer à cette époque de la vie. Rendent-elles compte de tout ? Nous n'oserions l'affirmer d'une manière absolue ; quoi qu'il en soit, elles sont rationnelles, conformes aux lois de la physique, et nous sommes du reste tout prêt à accepter celles qu'on pourrait encore nous fournir à ce sujet.

---

(1) BERGEON. *Causes et Mécanisme du bruit de souffle.* (Thèse, Paris 1868).

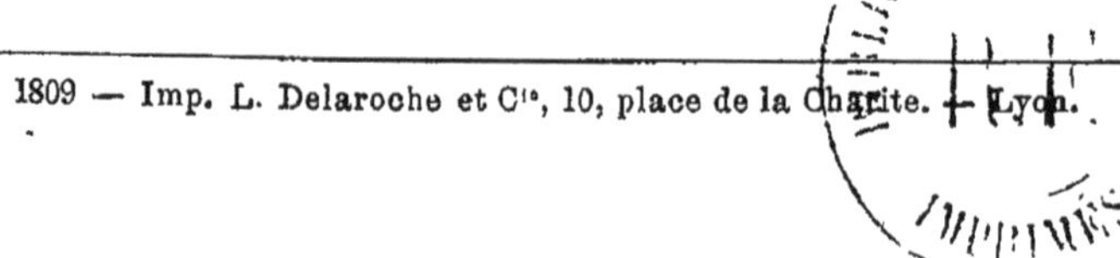

1809 — Imp. L. Delaroche et Cⁱᵉ, 10, place de la Charité. — Lyon.